DES PANSEMENTS

EN CHIRURGIE DENTAIRE

PAR

Le Docteur TH. DAVID

Directeur de l'École dentaire de Paris.

PARIS

AU BUREAU DE L'ÉCOLE DENTAIRE DE PARIS

23, RUE RICHER

Prix : UN franc.

DES PANSEMENTS

EN CHIRURGIE DENTAIRE

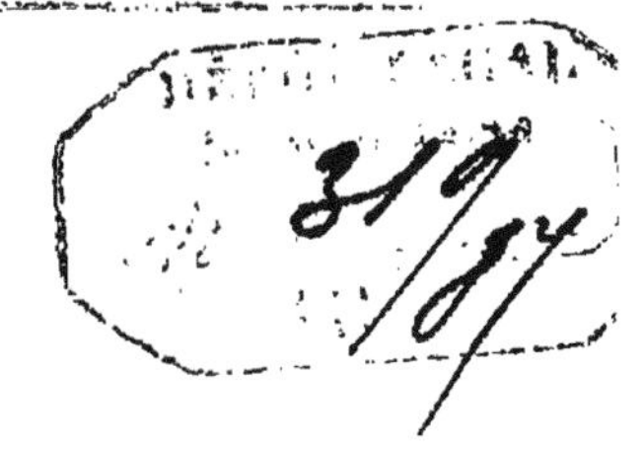

DES PANSEMENTS

EN CHIRURGIE DENTAIRE

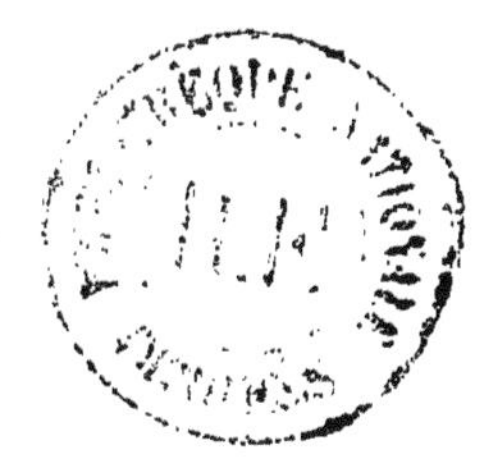

PAR

Le Docteur TH. DAVID

Directeur de l'École dentaire de Paris

PARIS

AU PROFIT DE L'ÉCOLE DENTAIRE DE PARIS

23, RUE RICHER

—

1888

DES PANSEMENTS
EN CHIRURGIE DENTAIRE

Messieurs [1],

Si jamais profession a bien justifié son titre, c'est assurément la nôtre; nous exerçons l'art dentaire et nous pouvons dire que, dans notre pratique, l'art pénètre partout et qu'il ne dédaigne pas d'entrer dans les moindres détails. J'exprime cette opinion pour ceux d'entre vous qui seraient tentés de considérer les pansements en chirurgie dentaire comme un détail infime, sans importance; pour ma part, j'estime qu'aucune partie de notre pratique n'exige plus de soin.

C'est bien plus par cet art, que par celui de bien savoir édifier un appareil ou conduire à bonne fin une aurification, que l'on acquiert la confiance du malade. Pourquoi celui-ci vient-il nous consulter? En général, parce qu'il souffre; ce qu'il demande

1. Leçon faite à l'École dentaire de Paris. Extrait de l'*Odontologie*, mars et avril 1886.

avant tout, c'est le soulagement de sa douleur. Or rien, dans la plupart des cas, n'atteint mieux ce but qu'un pansement bien compris, bien exécuté.

Je pourrais vous citer des praticiens très renommés qui n'ont pas d'autre mérite. Ils guérissent, ou tout au moins font cesser la douleur, et s'inquiètent fort peu de faire une bonne ou mauvaise obturation. — J'en connais par contre bien d'autres qui excellent dans l'art de restaurer une couronne, de faire une belle aurification, et qui n'ont jamais su calmer une rage de dents, autrement que par l'avulsion. Bien plus, un opérateur négligent, qui ne sait apporter dans l'application du remède indiqué le soin convenable et même la science nécessaire, loin de soulager le malade, s'expose à le faire souffrir cruellement. Maladroitement exécuté, un pansement peut en outre compromettre le traitement de la dent et causer dans le voisinage des lésions graves. Que d'abcès alvéolaires n'a-t-on pas déjà déterminés avec l'acide arsénieux mal appliqué ?

C'est donc avec soin, avec dextérité et suivant certaines règles que les pansements dentaires, même les plus simples, doivent être pratiqués. N'oublions pas qu'ils représentent le côté thérapeutique, le côté vraiment médical de notre pratique. La suite du traitement d'une carie, l'obturation finale n'est qu'une œuvre de restauration, une œuvre mécanique, qui exige certainement moins de talent, moins d'adresse.

Nous nous proposons d'examiner ici les divers modes de pansement.

DIAGNOSTIC DE LA CARIE

Avant toute tentative thérapeutique, il convient d'établir le diagnostic du cas que l'on a à traiter. Le degré de la carie se distingue facilement par les symptômes que ressent le malade et par l'exploration. Pour établir son diagnostic, un dentiste habile sait se contenter d'une rapide inspection oculaire; quelques symptômes objectifs, ou quelques-uns de ceux indiqués par le malade, lui suffisent, et soyez convaincus que le client, affecté d'une carie pénétrante, ne lui en est pas peu reconnaissant. Combien de personnes ont abandonné leur dentiste parce que celui-ci, pour bien leur prouver qu'ils avaient une carie de ce genre, leur avait enfoncé un stylet dans la pulpe ? Ce surcroît de souffrance n'était nullement nécessaire.

Faut-il recourir à l'exploration, il convient de procéder avec méthode et surtout avec douceur, sans faire souffrir..., d'employer par conséquent tout d'abord les moyens qui ne sont pas douloureux, le miroir, le stomatoscope, le réflecteur; la pression, la percussion, l'ébranlement des dents viendront ensuite; puis la projection sur une dent soupçonnée, ou dans l'intérieur d'une cavité, de liquides à des températures variées.

Le stylet, la sonde doivent être rarement employés dans le but d'établir si une carie est pénétrante ou non. Les autres moyens d'exploration sont même rarement épuisés. Pour le cas douteux pratiquez avec des liquides chauds, froids, une injection qui provoquera une sensibilité suffisamment révélatrice. Ayez recours à un éclairage perfectionné, qui, grâce à la transparence des tissus, vous montrera la pulpe dans tous ses détails et vous renseignera sur sa coloration, sur son état anatomo-pathologique.

Voici, d'ailleurs, rangés sous forme de tableau, les divers moyens et les divers points de vue qui doivent guider dans le diagnostic de la carie.

EXPLORATION DE LA CARIE

Par l'écartement des dents. — Pansements simples.
— Lames de caoutchouc.
— Coins de bois.
— Écarteurs mécaniques.
— Résections (lime, ciseaux).

RECHERCHE DES SYMPTOMES OBJECTIFS

Par l'exploration de la carie. — Visuelle : à l'œil nu ; avec miroirs réflecteurs, stoma-

toscopes, appareils
électriques.

— Manuelle : avec son-
des, excavateurs.

Par la percussion des dents
cariées.
— Tonalité abaissée.

Par la connaissance de caries symétriques.

RECHERCHE DES SYMPTOMES SUBJECTIFS

Par l'étude des commémoratifs : récit du malade.

Par l'exploration
de la
sensibilité :
— aux températures (projection
de liquides chauds, froids);
— à la succion;
— à la percussion;
— à la sonde.

Le diagnostic étant établi, il faut en tout cas procéder à une première opération, qui est le nettoyage,
la toilette de la cavité.

NETTOYAGE DE LA CARIE

S'agit-il d'une carie non pénétrante, cette opération peut se faire avec une boulette de ouate portée
au bout de la sonde. Si cependant la cavité est profonde, une injection copieuse avec un liquide antiseptique tiède sera nécessaire.

Lorsqu'il reste des débris d'ivoire mortifié, flottants par une extrémité, mais adhérents encore par l'autre, on les détache avec une rugine ou un tour de fraise, et l'on pratique un nouveau lavage antiseptique. De cette façon, tous les détritus contenus dans la carie sont entraînés, et, bien plus, tous les ferments, tous les microbes, compagnons inséparables de ces détritus, sont momentanément détruits. Ce procédé est indispensable dans la carie pénétrante.

L'opération terminée, on peut, en séchant la cavité avec une boulette de ouate hydrophile, apercevoir le point de dénudation. Dans le doute, une injection, ou plus simplement encore l'attouchement avec un coton imbibé d'éther révélerait l'existence et la situation de ce point.

Nous conseillons aux dentistes d'avoir à cet usage, à portée de la main, un récipient d'eau boriquée à 3 0/0 tenue à une température de 25 à 30 degrés. Avec une poire simple à canule mobile, ils pourront toujours facilement procéder ainsi à la toilette des caries (fig. 1 [1]).

L'acide borique, dont je viens de vous parler, est une des substances les plus précieuses que nous puissions employer pour ces lavages. En effet, on peut reprocher à l'acide phénique son odeur, que beaucoup de personnes ne peuvent supporter; au

---

1. Les modèles des figures 1 et 2 se trouvent, 142, boulevard Saint-Germain, chez M. Girard, pharmacien, qui a bien voulu nous en communiquer les clichés.

La canule A se fixe par simple frottement autour de l'extrémité C de la poire en caoutchouc B.

Veut-on charger l'instrument , on saisit à pleine main la poire isolée et on referme les doigts en pressant, pour ramener ses parois au contact et produire le vide à l'intérieur.

On trempe son extrémité dans le liquide et on desserre les doigts. La poire, en revenant à sa forme sphéroïdale, se charge alors à la façon d'une pompe aspirante. On y ajoute la canule en ayant soin d'en forcer le frottement.

Pour pratiquer l'injection, il n'y a qu'à serrer légèrement la poire ; le liquide sort par un petit filet à l'extrémité de la canule.

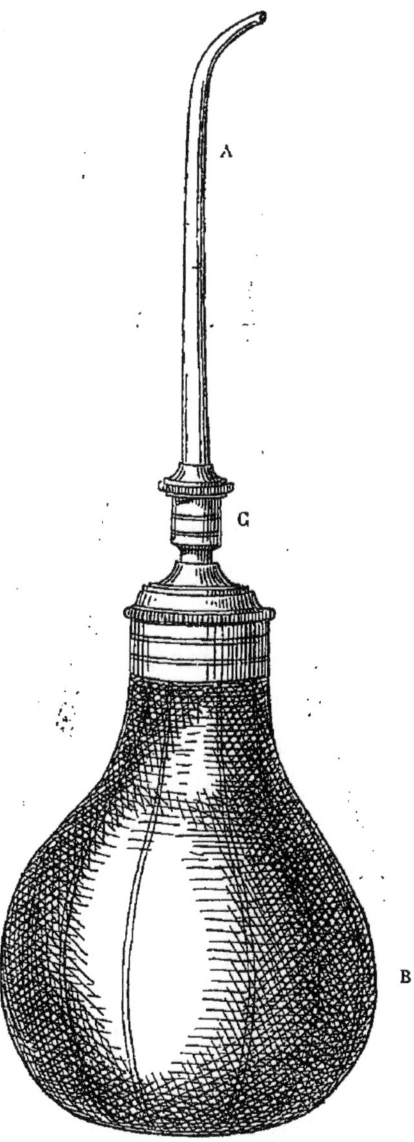

Fig. 1. — Poire dentaire à canule-mobile.

chloral, sa causticié, sa saveur de pomme moisie. L'acide borique n'a qu'une saveur un peu astrin-gente, mais nullement désagréable, n'est pas caustique, et n'a aucune odeur. D'autre part, ses propriétés antiseptiques, et par suite calmantes, puisqu'il combat la congestion et l'inflammation de la pulpe, sont incontestables.

La solution que je vous ai indiquée, à 3 0/0, est celle que l'on obtient par la saturation à froid; en effet, l'eau, à la température ordinaire, ne dissout que 3 parties d'acide borique pour 100 d'eau; à la température de 30 degrés, elle en dissout peut-être 4 ou 5 0/0; mais cela importe peu, car les chirurgiens, pour obtenir une puissance antiseptique plus grande, ont mélangé l'acide borique à la glycérine et à la vaseline dans la proportion de 10 à 15 0/0, et néanmoins n'ont observé ni douleur, ni action caustique sur les plaies.

Cette première opération est d'une grande importance et doit être faite avec le plus grand soin, surtout quand on soupçonne un cas de carie pénétrante. Ici, en effet, la douleur est occasionnée habituellement par l'irritation de la pulpe que provoquent le contact, la compression des détritus, des débris quelconques introduits dans la carie. Si tout n'est pas enlevé, le pansement calmant le mieux appliqué n'enlèvera pas la douleur. On peut même dire qu'il ne fera que l'accroître, car il augmentera nécessairement la compression exercée sur la pulpe par le corps étranger emprisonné dans la cavité. Ainsi donc, de cette première opération, plus ou moins bien exécutée, dépendra le succès de l'intervention; et voilà pourquoi le même pansement, calmant dans un cas, ne le sera pas dans un autre.

PANSEMENTS DE LA CARIE

Nous allons passer en revue les diverses espèces de pansements employés dans le traitement de la carie. Ils doivent posséder, suivant le but qu'on se propose, des qualités différentes : physiques, anti-septiques, ou médicamenteuses (calmantes, caustiques).

Considérés en général, les pansements sont com-posés de substances solides, pâteuses, liquides ou pulvérulentes, portées soit directement au contact des parties malades, comme au sein d'une carie, soit avec un tampon ou une boulette de ouate qui en est imprégnée.

Quelques praticiens emploient quelquefois l'ama-dou, l'amiante pour certains pansements caustiques. A l'exception des cas où l'amiante peut être utile (eau oxygénée), nous préférons d'une façon générale, comme excipient, comme support, la ouate, en raison de la grande facilité avec laquelle elle se prête à toutes les formes et dispositions des caries. On peut en effet donner aisément à une boulette de coton la forme, le volume qu'exige la cavité à remplir. De plus, après avoir été plus ou moins roulée et serrée entre les doigts, elle se laisse facilement imprégner d'alcool, qui sert de véhicule à la plupart des topiques employés dans les dents ; elle est encore susceptible de se gonfler et d'acquérir dans une cavité, d'ailleurs favorablement conformée, une grande solidité. La difficulté que possèdent l'eau et la salive à la pénétrer la fait préférer à la charpie.

Il n'est pas besoin de vous rappeler que la boulette de ouate doit être proportionnée à la grandeur de la cavité. Je dois cependant attirer votre attention sur la nécessité de ne pas comprimer outre mesure le coton pour faire entrer dans la cavité tout ce que vous aurez mis au bout de votre sonde. Mieux vaut retirer le coton, en mettre un plus petit et le serrer modérément, que de vouloir le faire pénétrer à toute force, par un amour-propre mal placé. Dans certains cas un pansement trop serré, loin de soulager, peut au contraire augmenter la douleur, et quelquefois, en poussant sur des parois faibles, on s'expose à les fracturer.

En ce qui concerne les substances médicamenteuses actives qui servent aux pansements, elles devront, autant qu'il sera possible, être choisies parmi celles qui sont insolubles ou d'une solubilité faible dans l'eau et la salive. Toutefois, parmi les agents que nous préconisons, et qui sont employés par la plupart des praticiens, il en est plusieurs qui sont solubles. Pour remédier à cet inconvénient, nous recommandons, après l'application de la substance soluble, de recouvrir la petite boulette de coton qui en est imbibée, d'une petite masse de gutta-percha, de cire, ou tout simplement d'un pansement occlusif. Ce pansement consiste dans une autre boulette de ouate sèche ou imbibée d'une teinture résineuse, qui protège et isole le coton actif.

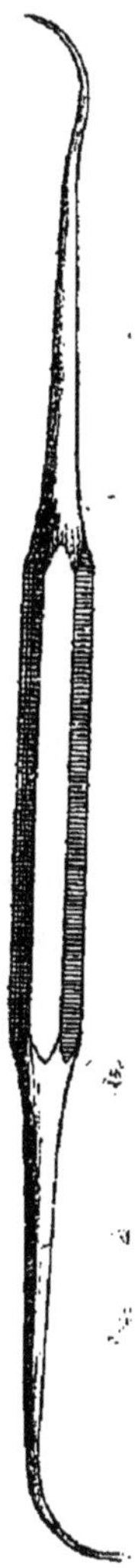

Nous vous conseillons de généraliser cette *méthode du pansement double,* qui présente comme avantages de mieux limiter l'action topique, d'éviter la diffusion dans la bouche de substances parfois nuisibles et en tout cas d'un goût et d'une odeur toujours désagréables. Pour rapidement exécuter ces deux temps du pansement double, il est nécessaire de se servir d'un instrument spécial, de la sonde double dite *sonde de dentiste* (fig. 2).

Fig. 2. — Sonde de dentiste.

C'est une tige d'acier, d'environ 20 centimètres de longueur et de 7 à 8 millimètres de diamètre, garnie à sa partie moyenne de crénelures, pour qu'on puisse facilement la saisir et la maintenir. Ses deux extrémités sont effilées et détrempées, afin de pouvoir prendre toutes les courbures désirables suivant les cas, elles sont également polies afin qu'elles puissent facilement glisser et se séparer du coton que l'on veut laisser dans la cavité. A ce point de vue, la sonde est préférable aux rugines, aux fraises, dont l'extrémité retient trop facilement la ouate, et qui ne permettent pas d'effectuer, du même coup avec un seul instrument, le pansement double.

Un autre instrument est encore quelquefois nécessaire, et non plus pour appliquer les pansements, mais pour enlever ceux qui ont été fortement tassés, par exemple ceux au benjoin concentré. C'est une sorte de pince à pansement, à mors fins légèrement recourbés et terminés en dents de souris. Elle est contenue dans la trousse sous le n° 3 (V. fig. 3, page 43).

QUALITÉS PHYSIQUES DES PANSEMENTS

L'action physique, mécanique, des pansements dentaires est certainement plus considérable que leur action médicamenteuse. C'est la seule qui soit mise en jeu pour l'écartement ou pour l'occlusion provisoire des dents.

Pansements écarteurs. — Tout d'abord, elle est utilisée comme moyen d'écartement pour l'exploration des caries latérales. Il s'agit alors d'écarter deux dents contiguës sur lesquelles siège une carie soupçonnée ou dissimulée, afin de faciliter l'accès de la cavité et la manœuvre des instruments. Ces pansements sont également applicables à toutes les dents; même pour les grosses molaires malgré le nombre et la longueur des racines, on obtient, avec des efforts un peu plus prolongés, un écartement suffisant.

On peut pratiquer l'écartement de plusieurs manières, soit lentement, soit rapidement.

Dans le premier cas, on insinue entre les deux dents à écarter une boulette de ouate que l'on comprime ensuite à l'aide d'une sonde fine ou d'un instrument à extrémité amincie. On obtient ainsi un certain écartement, insuffisant en général pour pouvoir de suite aborder et panser facilement la carte. Le lendemain, grâce à la dilatation du coton, on peut remettre une autre boulette de ouate un peu plus volumineuse que la première, et que l'on tasse de la même manière que celle-ci. Au bout de trois ou quatre pansements quotidiens de ce genre, les dents sont en général assez écartées pour le but que l'on se propose.

Lorsqu'on veut obtenir une séparation considérable, il ne faut pas vouloir aller trop vite, ne pas mettre trop de ouate, ne pas trop comprimer pour ne pas s'exposer à provoquer une périostite ou une névralgie qui forcerait à abandonner l'écartement et à perdre le terrain gagné.

Au lieu de la ouate, qui constitue ici le pansement le plus simple, on peut employer de la même manière un petit coin de bois que l'on fait entrer de force entre les dents. Le bois, se gonflant au contact de la salive, produit un écartement que l'on peut porter aussi loin que l'on veut, en interposant entre les dents des coins de plus en plus volumineux.

Lorsqu'on désire obtenir plus vite l'écartement nécessaire, on se sert d'un cordon ou d'une lame de caoutchouc de 5 centimètres environ de longueur et de quelques millimètres d'épaisseur. On l'allonge, en tirant ses extrémités en sens inverse, jusqu'à ce qu'il soit devenu assez mince pour pouvoir pénétrer entre les dents que l'on se propose d'écarter. On appuie alors la partie moyenne du caoutchouc sur l'interstice des dents perpendiculairement à l'arcade dentaire, et, lorsque l'amincissement du cordon est suffisant, il pénètre facilement dans l'interstice. Alors on rapproche lentement les extrémités du caoutchouc, qui tend à reprendre ses dimensions normales et presse ainsi contre les dents, qu'il sépare. Quatre ou cinq heures suffisent en moyenne pour obtenir par ce moyen un écartement suffisant.

On n'enlève bien entendu le corps qui a servi à produire la séparation des dents qu'au moment de traiter la carie. Il faut même recommander au malade de le laisser, de le rapporter en place, car, aussitôt qu'on l'ôte, la séparation se réduit spontanément.

On peut encore obtenir un écartement plus rapide, instantané, pour ainsi dire, en enfonçant à l'aide de petits coups de marteau une tige de bois dur comprimé, taillée à une de ses extrémités en forme de coin. On la laisse en place pendant que l'on opère sur la cavité. Enfin, nos fournisseurs nous ont, dans ces derniers temps, présenté des écarteurs mécaniques qui peuvent rendre de réels services (fig. 3).

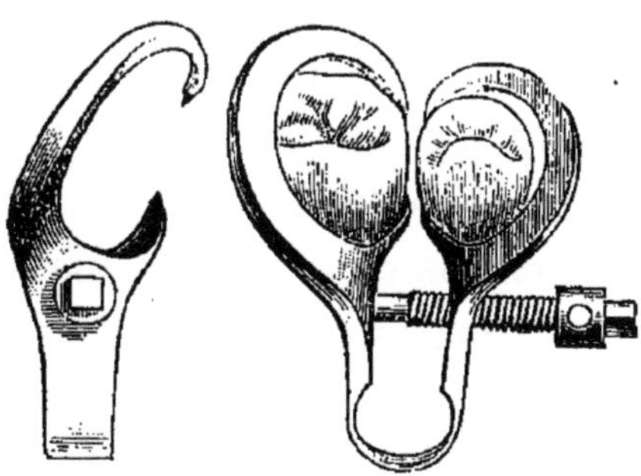

Fig. 3. — Appareils pour écarter les dents [1].

S'il faut panser plusieurs fois la cavité dentaire, avant de pratiquer l'obturation, on devra, outre le pansement médicamenteux, appliquer une boulette de ouate assez serrée pour maintenir l'écar-

1. Nous devons cette figure à l'obligeance bien connue de la maison Ash, 22, rue du Quatre-Septembre.

tement. Il suffit, en effet, pour que les dents reprennent leur place, de les abandonner à elles-mêmes; au bout de quelques heures, il n'y a plus trace de la séparation obtenue.

L'écartement artificiel est douloureux, mais beaucoup plus avec le caoutchouc ou le bois qu'avec la ouate, parce qu'alors il est brusque, brutal même. Le procédé brusque est cependant le plus employé: on ne l'applique qu'une fois et il ne présente d'autre inconvénient à redouter que la douleur momentanée. Le procédé lent, l'écartement répété, finit par provoquer une plus grande somme de douleur.

Si de plus on a affaire à une carie pénétrante, ayant déjà occasionné un certain degré de périostite, les douleurs prennent assez souvent le caractère névralgique, et il n'est pas rare d'observer alors une recrudescence de la pulpite et de la périostite. Aussi dans ces cas est-il préférable d'avoir recours à l'écartement brusque avec le caoutchouc, procédé qui a l'avantage de ne produire qu'une irritation de courte durée, moins grave, moins vive par conséquent que celle qui est déterminée par le bois ou la ouate.

Chez les sujets dont les gencives sont molles, tuméfiées, et saignent facilement, le contact prolongé des agents d'écartement provoque vite l'inflammation du tissu gingival. Le caoutchouc est encore ici préférable aux autres moyens.

L'écartement lent, effectué avec la ouate ou

le bois, n'est donc applicable que chez les sujets
dont les gencives sont fermes, rosées, non tuméfiées, et lorsqu'on a affaire à une carie de la première ou de la seconde période, non douloureuse
et n'ayant pas encore provoqué de périostite. Dans
les autres cas, il est préférable d'avoir recours à
l'écartement rapide.

Les pansements écarteurs sont encore employés
pour soulever la gencive, l'isoler d'une dent. C'est
le cas des caries du collet qui sont fréquemment
recouvertes par le bord libre de la gencive. Un tampon de ouate assez volumineux mis dans la cavité,
de façon à dépasser le niveau de la dent, suffit à
refouler la gencive et à rendre la carie visible.

Pansements occlusifs. — Examinons maintenant
l'application des qualités physiques des pansements
au traitement même de la carie.

Dans une carie non pénétrante, il suffit de mettre
un corps quelconque incorruptible, et autant que
possible non conducteur des températures. En iso-
lant la surface cariée du milieu extérieur, et en
empêchant l'arrivée, dans la cavité, de la salive et
des détritus auxquels elle sert de véhicule, le pansement répond aux indications principales et la
douleur cesse.

C'est pour cela que nous rencontrons dans les
réclames tant de médicaments prônés pour calmer,
et calmant en réalité, les douleurs de dents.

Mettez dans une cavité nettoyée un coton imbibé

d'une substance inerte quelconque, ou même un coton simple, serrez-le modérément, et vous calmerez la douleur, par le seul fait que vous mettrez l'ivoire sensible à l'abri du contact de tout corps étranger et de tout changement de température. Je n'irai point cependant jusqu'à préconiser l'emploi du coton seul; vous devez lui préférer les pansements occlusifs, dont l'action est aussi toute mécanique.

Ces pansements, inertes par eux-mêmes, ont pour but de fermer la cavité, ou d'y maintenir une substance médicamenteuse et quelquefois de constituer une occlusion d'essai avant l'obturation définitive.

Le pansement simple fait uniquement avec du coton bien serré se laisse facilement pénétrer par la salive, se soulève et tombe. Aussi faut-il, pour réaliser une bonne occlusion, recourir à des substances qui imprègnent bien le coton, le durcissent et le maintiennent consistant au contact du milieu buccal; elles doivent encore le rendre antiseptique, l'empêcher de se corrompre, de prendre un goût, une odeur désagréables. Il faut encore que ces pansements soient susceptibles de pouvoir être rapidement enlevés lorsqu'on veut les supprimer ou les renouveler.

Les teintures alcooliques de résine répondent à ces diverses indications. Un tampon de ouate de forme et de volume convenablement appropriés, préalablement serré, imbibé du liquide, est porté dans la cavité de la carie, où, à l'aide de la sonde, on le comprime, on le tasse exactement. Dans le milieu salivaire, la résine se précipite de sa solution, se coagule dans les mailles du coton et forme ainsi un épais feutrage qui pendant des mois est capable d'empêcher l'arrivée de la salive, et qui constitue un bouchon dur, longtemps incorruptible.

A cet effet, la teinture de benjoin est la plus recommandable à cause de son odeur et de sa saveur agréables. Elle doit être concentrée jusqu'à consistance sirupeuse, ce que l'on obtient avec la préparation suivante. Dans un flacon à large ouver-ture, introduire du benjoin autant que possible; remplir ensuite avec 1 tiers d'éther et 2 tiers d'alcool à 90°, laisser dissoudre pendant 8 à 10 jours, et décanter. Si la teinture n'était point encore assez épaisse, il suffirait de l'évaporer au bain-marie. L'éther a pour effet d'augmenter la solubilité du benjoin.

Le baume de Tolu, le collodion, une solution de gutta-percha, peuvent encore être employés de la sorte, mais avec moins de facilité et moins de durée; il en est de même de la cire.

Les pansements occlusifs sont quelquefois appli-qués seuls dans la carie non pénétrante; mais le plus souvent ils servent à en protéger un autre (méthode des pansements doubles), une boulette imbibée d'acide phénique que l'on place au fond de la cavité pour insensibiliser l'ivoire, et pour détruire les microbes de ses canalicules. Dans la carie pénétrante, tantôt ils jouent ce même rôle protecteur, tantôt ils constituent une occlusion d'essai.

Lorsqu'il s'agit simplement d'isoler une dent de la salive, il n'est point nécessaire d'exercer une forte compression. Il en est autrement lorsqu'on veut faire un essai, lorsqu'on veut faire une occlusion hermétique, pour s'assurer qu'il n'y a au fond de la cavité ni suintement radiculaire, ni pulpaire. Il faut alors tasser, serrer fortement le coton. Mieux vaudrait encore, dans ce cas, faire l'obturation provisoire à la gutta, à la pâte de Hill. Le coton, en effet, a certains inconvénients. Tassé dans une dent fragile, il peut, en se dilatant, en provoquer la fracture; il est souvent plus difficile à enlever que la gutta.

Inutile d'insister sur les petits détails inhérents au siège de la carie, par exemple, d'éviter la compression sur la gencive voisine, à moins que ce ne soit pour la soulever, ou d'éviter que le coton ne dépasse la dent.

Deux dents contiguës ne doivent jamais être obturées avec le même tampon, mais bien chacune séparément, avec son tampon spécial. En agissant autrement, un seul pansement aurait pour effet inévitable d'écarter les dents et de se décoller des cavités obturées; on pourrait ainsi croire à la tolérance d'une occlusion qui n'aurait pas été convenablement réalisée.

La compression des pansements occlusifs, qui est nécessaire dans certains cas (caries non pénétrantes, caries traitées sans pulpe), doit, par contre, être soigneusement évitée dans d'autres, dans les caries avec pulpe exposée, notamment.

Un pansement arsenical peut, par le seul fait de l'occlusion protectrice qui le recouvre, être douloureux ou non. Il le sera fatalement si cette occlusion est serrée ; il pourra ne pas l'être dans le cas contraire. Nous avons vu des opérateurs pousser brutalement un pansement occlusif sur une pulpe et le tasser, puis être tout surpris d'avoir provoqué de la douleur. Mais une partie quelconque du corps ne supporterait pas cette pression, accrue d'ailleurs ensuite par la dilatation de la ouate ; *a fortiori* la pulpe, et surtout la pulpe malade, doit-elle réagir ! Il faut vraiment ne pas savoir que la pulpe est un organe vivant et sensible pour procéder ainsi.

Etant donnée une carie pénétrante, dans laquelle on veut appliquer un coton protecteur d'un pansement médicamenteux, il faut éviter de serrer au niveau du siège de la dénudation. Si ce point est central, il faut tasser sur les bords, et encore très légèrement, tout juste assez pour faire tenir la ouate ; le point est-il latéral, il convient de ne presser que du côté opposé, etc.

QUALITÉS MÉDICAMENTEUSES DES PANSEMENTS

Ne croyez pas que nous allions vous exposer une série interminable de formules, de médicaments. La pharmacie nécessaire au dentiste nous paraît être des plus simples et peut se borner à quelques substances.

Pansements calmants. — S'agit-il de faire un pansement calmant ?

A. Les douleurs des caries non pénétrantes sont habituellement calmées par la toilette et un pansement occlusif. — Certains cas, cependant, peuvent nécessiter une certaine action médicamenteuse. Dans les caries superficielles atteignant le réseau anastomotique des canicules de l'ivoire, la douleur provoquée est quelquefois très vive; en ce cas, l'application d'un caustique léger réussira très bien.

Le meilleur pansement que nous ayons expérimenté à cet effet est le pansement phéniqué. Une boulette de ouate, imprégnée (sans être imbibée) d'acide phénique en solution alcoolique au 10ᵉ, est mise au fond de la cavité, préalablement lavée et séchée ; on la recouvre ensuite d'une autre boulette plus volumineuse de coton sec ou imbibé d'une mixture durcissante.

J. Tomes conseille l'emploi d'une solution de nitrate d'argent, préparation qui, sans présenter plus d'avantages que l'acide phénique, possède l'inconvénient de noircir l'ivoire qu'elle touche.

Voici une préparation phéniquée dans laquelle l'essence de citron a pour effet de masquer l'odeur de l'acide.

Acide phénique cristallisé.) aã 2 grammes.
Essence de citron........)
Alcool à 90°............. 10 grammes.

Aucune nécessité de recourir à des mixtures plus ou moins complexes, à moins qu'on ne veuille les faire appliquer par le malade lui-même. Lorsque, en effet, des mains inhabituées pratiquent ces pansements, elles mettent trop d'acide phénique, en laissent couler à côté de la dent, sur la langue, les lèvres, les gencives, qui se trouvent ainsi inutilement brûlées, sans aucun bénéfice pour la carie.

Dans ces cas, au lieu du pansement à l'acide phénique pur ou en solution très concentrée, nous conseillons l'emploi d'une mixture moins caustique, par exemple :

Acide phénique neigeux...........
Alcool............................ } āā 1 gr.
Essence de citron.................
Alcool de menthe.................. 10 gr.
Teinture de benjoin du Codex...... 10 —

ou la suivante :

Acide phénique........ 1 gramme.
Glycérine............. 20   —

toujours en pansement double.

La créosote peut, dans ces formules, remplacer l'acide phénique ; elle a, malheureusement, une odeur désagréable très persistante, qui suscite chez certaines personnes une répugnance invincible et qui n'est pas, comme l'odeur de l'acide phénique, masquée par l'essence de citron. L'éther, le chloroforme, le chloral, le laudanum, l'extrait d'opium, les sels de morphine nous ont paru bien inutiles, ainsi que certaines essences aromatiques que l'on retrouve dans beaucoup de formules. Ces substances n'agissent que parce qu'elles sont unies à du coton, constituant alors un pansement simplement occlusif, ou par l'alcool qu'elles contiennent, formant en ce cas un pansement antiseptique. Quelques-unes peuvent cependant être employées à titre d'agrément pour donner un goût ou une odeur agréables. Telles sont les essences de menthe, d'anis, de girofle,

A défaut de mixture spéciale, un liquide alcoolique quelconque, une eau dentifrice, peuvent être appliqués ; ils empêchent les fermentations, ce qui suffit à arrêter les progrès de la carie.

Voici une formule dans laquelle rentrent divers condiments :

Camphre......................	2 grammes.
Essence de girofle...........	} āā 5 grammes.
— de cajeput..........	
— d'anis..............	V gouttes.
Baume du Pérou.............	18 grammes.

Ces pansements calmants ne doivent pas être serrés ; il faut les renouveler chaque jour, et plus souvent en cas de crises douloureuses. Il serait bon d'en faire un le soir, pour prévenir le retour de la douleur pendant la nuit.

B. Le pansement calmant de la carie pénétrante a pour but de faire cesser simplement la douleur sans détruire la pulpe. Pour arriver sûrement à ce résultat, il faut au préalable procéder minutieusement à la toilette de la cavité à l'aide de lavages à l'eau tiède ; ouvrir, s'il le faut, largement avec le tour et une fraise l'orifice extérieur de la carie pour en voir le fond, et s'assurer qu'aucun corps étranger ne reste au contact de la pulpe. Il est rare qu'après ces premiers soins la douleur ne cesse immédiatement.

Comme pansement calmant, celui à l'acide phénique déjà indiqué réussira très bien. Il aura ici pour effet particulier d'anesthésier la surface touchée de la pulpe, probablement en la cautérisant légèrement, en la décongestionnant. Cette propriété, depuis longtemps connue, a fait dire de l'acide phénique qu'il est l'*ami de la dent*. On peut comparer cette action calmante à celle des caustiques appliqués sur le derme dénudé, dans le cas des aphtes, par exemple, qui deviennent insensibles aussitôt après avoir été touchés avec le crayon d'argent.

Sous l'influence de un ou plusieurs pansements phéniqués, l'organe pulpaire revient vite à son état normal, et l'on pourrait ainsi l'entretenir pendant des années sans souffrance. Largement découvert, il ne devient douloureux que par le fait de la compression ou du traitement. Nous avons vu une personne conserver ainsi pendant cinq ans, sans en souffrir, une pulpe presque entière. Deux fois seulement quelques légères douleurs apparurent, mais cessèrent avec une toilette minutieuse de la carie. Peut-être, comme dans les plaies ordinaires, un petit corps étranger, un peu de suppuration, avaient-ils amené une irritation, qui disparut par le nettoyage de la cavité et son retour à l'asepsie. Ce traitement calmant est indiqué chez les personnes qui refusent la cautérisation; il l'est encore pour faciliter cette dernière, qu'il permet d'effectuer avec une douleur moindre et souvent nulle.

C'est surtout dans ces applications qu'il convient de faire le pansement lâche. L'idéal est de laisser à l'entrée de la carie un coton qui, sans la toucher, tienne la pulpe sous une atmosphère phéniquée.

Nous devons reconnaître cependant que ce n'est point avec cette simplicité que nombre de praticiens recherchent le calme des douleurs pulpaires. Nous pourrions vous présenter une liste interminable de formules, de mixtures anesthésiques, prônées par leurs auteurs; mais ce serait vous donner une peine réellement inutile.

Nous avons personnellement essayé l'emploi de différentes mixtures contenant des substances anesthésiques, telles que : l'éther, le chloroforme, le chloral; des préparations variées d'opium; des essences diverses; des caustiques... Nous avons renoncé à toutes, car aucune ne nous a donné les résultats du simple pansement phéniqué.

Si ce dernier échoue, c'est uniquement à cause de l'inflammation, de l'étranglement de la pulpe. Il suffit, en ce cas, d'ouvrir, d'agrandir le pertuis de pénétration. Cette opération, alors même que l'on n'aurait pas touché la pulpe, ramène le calme et permet une application plus convenable de la substance médicamenteuse appropriée.

Pansement antiseptique. — C'est toujours le même pansement, constitué par de l'acide phénique, ou par un autre agent antiseptique. Il trouve son indication dans une période avancée de la carie pénétrante, où il n'est plus employé comme calmant, mais bien comme *antiseptique*, dans le cas de suppuration radiculaire. Il doit être alors peu serré et renouvelé tous les jours; le premier coton devant être fortement imbibé, il convient de le recouvrir d'un tampon protecteur suffisamment serré.

Pansements excitants. — Ces pansements ne diffèrent des précédents que par l'effet qu'on leur suppose. Leur but serait d'exciter la pulpe dentaire à former rapidement un rempart de dentine secondaire contre la progression du mal.

Dans la carie non pénétrante, superficielle et moyenne, ils provoqueraient de la part de la pulpe centrale la production de molécules d'ivoire, qui, charriées le long des fibrilles, se substitueraient à elles, en les atrophiant, et combleraient l'extrémité périphérique des canalicules. Par suite de ce phénomène, qui se produit spontanément dans la *carie sèche*, la surface de la carie serait transformée en une couche compacte et homogène, d'une dureté et d'une résistance telles, qu'elle opposerait un obstacle souvent infranchissable au progrès du mal.

Dans les caries profondes, on se propose, en outre, d'exciter d'une façon plus intense la couche de cellules qui forment le revêtement externe de la pulpe, d'exagérer leur fonction physiologique, qui est de produire incessamment de nouvelles couches concentriques d'ivoire. Le fond de la carie se trouverait ainsi renforcé d'une couche résistante qui s'opposerait à la marche centripète du processus et abriterait la pulpe elle-même. Quelques auteurs prétendent avoir ainsi obtenu l'oblitération du pertuis de communication de la cavité de la pulpe avec l'extérieur ; ils auraient donc transformé en une carie non pénétrante une carie du troisième degré.

On a préconisé à cet effet divers astringents, tels que le tannin, l'alun..., divers caustiques légers, comme l'acide phénique, le chlorure de zinc, le nitrate d'argent, l'acide arsénieux en petite quan·tité....; le pansement à l'acide phénique nous paraît encore satisfaire à cette indication. Il importe toute=fois d'imbiber largement la première boulette de ouate, afin de faire pénétrer la substance active dans les canalicules dentinaires.

A moins que ce ne soit pour calmer les douleurs provoquées par la mise à nu des fibrilles *superficielles* de l'ivoire, nous rejetons formellement l'emploi des caustiques énergiques; ils pourraient dans les cas méconnus de carie profonde déterminer une inflammation de la pulpe.

D'ailleurs nous sommes peu disposé à croire au résultat poursuivi. Ce sont des mois, des années qu'il faudrait attendre si l'on voulait provoquer thérapeutiquement la formation de nouvelles couches de dentine secondaire avant de pratiquer l'obtura-tion. Or, nous faisons peu de traitements dans ces conditions de temps. Bornons-nous à arrêter la progression de la carie, à ramener la pulpe à son état physiologique et à éviter tout trouble à son fonctionnement normal; c'est le plus sûr moyen de lui permettre d'effectuer la réparation désirée.

Ce qui fait recourir aux pansements dits excitants et remettre l'obturation définitive, c'est la crainte d'inflammation ultérieure de la pulpe, trop voisine de la carie. Dans ce cas, ne vaut-il pas mieux, après avoir calmé la douleur, faire de suite une occlusion provisoire à la fois non conductrice, non compressive et antiseptique? Nous avons toujours réussi avec une gutta ou un ciment recouvrant, *sans compression,* un coton porteur d'acide phénique ou de sublimé.

Pour mieux éviter les complications, il importe surtout de bien comprendre l'indication relative au mode d'obturation définitive : il faut éviter avec soin d'appliquer au fond de la carie une masse métallique, susceptible de transmettre à la couche d'ivoire sous-jacente et à la pulpe les impressions des températures; il est bon en un mot d'interposer entre le métal et la dent une couche isolante et protectrice.

Pansements caustiques. — Ils peuvent être employés, mais sans indication absolue, croyons-nous, au traitement de la carie non pénétrante. Dans le cas de douleurs provoquées par l'irritation des fibrilles dentinaires, on peut, par exemple, appliquer des caustiques au lieu d'excitants. Tels sont l'acide phénique pur en cristaux, en solution concentrée, le nitrate d'argent, le chlorure de zinc, l'acide arsénieux... Nous les avons précédemment rejetés et reconnus inutiles, nuisibles même pour cet usage.

L'acide arsénieux, en poudre porphyrisée, est cependant préconisé par beaucoup de praticiens, comme caustique de l'ivoire. Cet agent doit alors n'être employé qu'avec prudence en très petite quantité et une seule fois. « Si un pansement borne son effet à l'action astringente, un second, un troisième risquerait de produire l'inflammation de la pulpe et toutes ses conséquences. » L'acide ne doit agir que sur les fibrilles de l'ivoire contenues dans les canalicules ouverts par la carie; il importe que cette action caustique soit superficielle et ne s'étende pas jusqu'à la pulpe elle-même.

Les pansements caustiques trouvent leur emploi réellement indiqué dans la carie pénétrante, lorsqu'on veut obtenir la destruction de la pulpe mise à nu. Nous n'avons pas à parler ici de deux autres procédés de destruction : l'extirpation à l'aide d'instruments spéciaux et la cautérisation au fer rouge.

Les caustiques que l'on doit employer à cet effet doivent être énergiques, profonds. L'acide phénique, le nitrate d'argent, ont une action très superficielle, qui les rend inapplicables dans les traitements rapides; il faudrait dix, quinze applications pour obtenir, avec ces agents, le résultat poursuivi. N'oublions pas cependant qu'on peut ainsi arriver, et sans douleur, à la destruction complète de la pulpe, en sorte que ce procédé trouve son application chez

les personnes pusillanimes et chez celles qui pré-
fèrent nous donner tout le temps voulu plutôt que de
souffrir.

Parmi les caustiques, susceptibles d'être employés,
ceux qui sont liquides présentent de réels inconvénients. Outre qu'ils peuvent, par une application mala-
droite, ou entravée par la résistance et les faux mou-
vements du malade, couler, fuser au voisinage de la
dent, produire des désordres du côté des gencives,
des joues, de la langue, ils sont capables, dans la
dent même, de dépasser le but. Ils peuvent, surtout
chez les enfants, les jeunes sujets, dont les canaux
radiculaires sont larges, atteindre le périoste alvéolo-
dentaire, le tissu alvéolaire, et entraîner des complications autrement graves que la carie elle-même.
Ces raisons ont fait abandonner l'emploi, préconisé
par les anciens auteurs, des acides minéraux, du
chlorure de zinc, de la potasse, de la baryte, de la
soude... Ajoutons que quelques-unes de ces substances présentent en outre le grave inconvénient
d'attaquer, de ronger les tissus durs de la dent.

L'acide arsénieux est aujourd'hui l'agent univer-
sellement adopté. Il présente les avantages d'être
solide, ce qui permet d'en localiser et limiter l'action
énergique ; d'être insoluble dans la salive et sans
action sur l'ivoire et l'émail.

Ce n'est pas un caustique, à proprement parler ;
il ne détruit pas les tissus, il ne fait que les momifier,
les dévitaliser ; il se combine avec la matière orga-

nique pour former un arsénite ou un arséniate d'al
bumine. Les tissus avec lesquels il est mis en contact
sont ainsi désorganisés et, partant, perdent leur
vitalité, leur sensibilité. Uni aux tissus, l'arsenic joue
encore, à leur égard, le rôle d'antiseptique. Peut-
être faut-il rattacher à cette action antiseptique le
fait que des restants de pulpe mortifiés par l'arsenic
peuvent être emprisonnés sous dès obturations sans
amener de la suppuration et toute la série des complications périostales.

L'indolence des applications arsenicales trouve
son explication dans ce mode d'action particulier.
Un de nos maîtres, auquel nous avons déjà détruit
plusieurs pulpes, nous disait encore il y a quelques
jours : « L'arsenic bien appliqué n'est pas douloureux ; à peine, pendant une heure, perçoit-on sa pré-
sence, son action topique ; mais il ne fait pas mal,
parce qu'il ne brûle pas. »

Si la pulpe est d'emblée complètement atteinte,
l'insensibilité se produit peu à peu, sans crise douloureuse ; mais il n'en est pas toujours ainsi. La partie superficielle est souvent seule désorganisée ; or,
dans ces conditions, si l'on n'intervient pas, si l'on
n'enlève l'eschare, si l'on ne fait une nouvelle application arsenicale ou un pansement antiseptique, le
reste de la pulpe peut s'enflammer et déterminer
ces douleurs vives qu'à tort on impute à l'arsenic.

Il est à remarquer que ces douleurs ne surviennent que quelques heures après l'application, après

le temps nécessaire à la combinaison de l'acide arsénieux avec la matière organisée; ainsi, loin d'être produites par l'arsenic, elles ne surviennent que parce que l'arsenic a cessé d'agir.

Conditions d'application.—Il convient d'employer la substance active en contact aussi intime que possible et sur une grande surface. A cet effet, il est nécessaire d'opérer avec une ouverture de pénétration suffisamment grande et de ne rien interposer entre le caustique et l'organe à détruire. Si, avec cela, on évite la compression, on a beaucoup de chances pour que le pansement ne soit pas douloureux.

Avant l'usage des tours à fraiser, les applications caustiques étaient fort redoutées; elles déterminaient des crises très violentes de plusieurs heures. Aujourd'hui, au contraire, elles ne sont presque plus douloureuses, et, quand elles le sont, la douleur ne dure pas longtemps.

Les différences tiennent, selon nous, à ce que le tour permet d'appliquer plus largement l'arsenic; le pansement attaque la pulpe sur une grande surface et la désorganise complètement sans lui laisser le temps de s'enflammer. Autrefois, au contraire, on l'appliquait sur un point très circonscrit; la pulpe insuffisamment attaquée, quelquefois même non atteinte, n'arrivait, par le fait de la compression ou d'une destruction incomplète, qu'à être frappée d'inflammation.

C'est pour faciliter les ouvertures de pénétration que nous conseillons toujours de rendre tout d'abord la carie visible, soit par l'écartement, soit par la résection. S'agit-il d'une carie postérieure, il faut largement réséquer, couper en biais, un coin, un quart de la dent. Cette opération facilitera le traitement à tous les points de vue. En ayant ses coudées franches, pour ainsi dire, on évite des manœuvres aussi gênantes pour l'opérateur que pour le client, les tractions exagérées sur les commissures des lèvres...; le coton, pouvant en outre être mis directement dans la cavité, risque moins d'échapper à la sonde, de se perdre dans la bouche, et de cautériser mal à propos des parties autres que la dent malade. Au surplus, s'il est nécessaire d'agrandir le pertuis de pénétration, on voit ainsi le jeu de l'instrument sur le point où on l'applique; on en surveille et règle l'action, de façon à éviter de toucher la pulpe.

Il faudra être circonspect dans l'emploi de l'acide arsénieux chez les enfants, sur les dents temporaires dont les racines sont ouvertes par le fait de leur résorption, ainsi que sur les dents permanentes jeunes dont les racines encore incomplètement formées sont largement ouvertes. En dépassant la dent, l'arsenic pourrait facilement arriver sur le maxillaire et y déterminer des lésions graves.

Mode d'emploi. — Comme beaucoup de nos confrères, suivant en cela la pratique de Taft, de Tomes et de notre maître, M. Magitot, nous préférons à toutes les préparations à base d'arsenic que prône la réclame : *pâte à tuer le nerf, odontovores, nervicides*, etc., l'usage de la poudre sèche, l'acide arsénieux seul, sans mélange d'aucune autre substance qu'on a pu accuser avec raison de s'opposer à la destruction rapide et complète de la pulpe (créosote, morphine, etc.).

Lorsqu'il reste des débris de pulpe dans les canalicules dentaires ou dans des cavités anfractueuses, on peut, pour en poursuivre plus facilement la destruction, employer la solution dont voici la formule :

Acide arsénieux.............   25 grammes.
Glycérine   100   —

Procédé préparatoire. — Si l'on emploie la poudre, nous recommandons le procédé suivant, dit « du bouchon ». On renverse le flacon qui contient la poudre d'acide arsénieux ; une certaine quantité de poudre vient adhérer au bouchon, sous forme de couche mince ; on ôte celui-ci et on promène légèrement à sa surface le tampon humide qui entraîne avec lui la quantité de caustique que l'on désire employer. Le tampon de ouate devra être petit, allongé, pour pouvoir être facilement introduit dans le pertuis de pénétration. On pourait employer des morceaux de mèche, des morceaux de soie... taillés en pointe ; ils auraient l'avantage, par leur rigidité, de pouvoir être plus facilement introduits.

Pour l'application, il faut, après avoir bien nettoyé

et séché la cavité, prendre une sonde double dont
une des extrémités porte le coton arsenical et l'autre
le coton protecteur, sec ou imbibé de teinture concentrée de benjoin; on place le premier sur le point
dénudé de la pulpe, et, immédiatement après, le
pansement protecteur, qu'on ne tasse que tout juste,
pour ne pas laisser dépasser des fibrilles de ouate.
Le benjoin, au contact de la salive, se dépose dans
les mailles du coton et forme une couche imper-
méable qui empêche l'acide arsénieux de fuser dans
la bouche.

On laisse en place le pansement vingt-quatre
heures; après quoi on procède de nouveau à la toilette de la carie et à une nouvelle application s'il y
a lieu.

Dans les canaux, au lieu de la sonde ordinaire,
il sera préférable de se servir d'un tire-nerf non
ébarbé, afin de pouvoir porter aussi loin que possible
la mèche caustique.

La durée de l'action varie avec le volume de la
dent, l'étendue de la surface exposée, l'état de la
pulpe, l'âge du sujet... On peut lui assigner comme
limites trois et trente heures.

Accidents consécutifs. — Il est un certain nombre
de précautions à prendre dans l'emploi des pansements à l'arsenic, afin d'éviter des complications
parfois très dangereuses, qui peuvent aller jusqu'à
la nécrose d'une portion plus ou moins étendue de
la mâchoire. On a également cité des cas dans

lesquels le tampon, s'étant détaché, a été avalé et a causé de véritables phénomènes d'empoisonnement.

Tant qu'il est contenu à l'intérieur de la dent, l'arsenic n'offre aucun danger; le danger commence lorsque la substance se répand au dehors. Le foramen radiculaire est rarement la route par laquelle sort l'arsenic, qui s'échappe en réalité par la porte d'entrée, par l'ouverture de la carie.

Il faut donc avoir grand soin, dans la préparation de la cavité, de la disposer de façon à donner au coton quelques points d'appui dans son intérieur ou sur ces rebords, puis, avant de renvoyer le client, de s'assurer de la solidité du pansement.

Ces accidents surviennent surtout dans les cas de carie interstitielle : ou bien une petite portion d'acide arsénieux n'entre pas dans la cavité, par suite du frottement du coton contre les bords de celle-ci ou sur la gencive ; ou bien la salive finit par s'insinuer entre le coton protecteur et les parois de la cavité, et l'acide arsénieux fuse par cette voie.

Pour prévenir le premier inconvénient, il faut avoir soin de bien essuyer les alentours de la dent avec un coton non serré, porté à l'extrémité de la sonde, de faire rincer la bouche et d'essuyer de nouveau la dent, jusqu'à ce qu'on soit bien assuré qu'il ne reste plus aucun vestige d'acide arsénieux dans la bouche. Afin de mieux éviter le transport de l'arsenic sur la gencive, nous conseillons d'appliquer, tout d'abord, au fond de l'interstice, un pansement neutre qui protégera la muqueuse en recueillant les parcelles arsenicales qui pourraient s'échapper du pansement.

Pour parer au second inconvénient, il est nécessaire, quand on s'est assuré au moment du pansement de l'imperméabilité du coton protecteur, de ne pas laisser celui-ci trop longtemps en place. Il faudrait pouvoir l'enlever aussitôt que le caustique a produit son effet, c'est-à-dire au bout de huit ou dix heures.

Il est encore bon de vérifier si la carie ne possède pas une deuxième ouverture, une fenêtre cachée au collet de la dent, par le repli de la gencive, disposition qui rendrait insuffisantes toutes les précautions que nous venons d'énumérer.

Dans la durée de l'application, il convient de ne pas dépasser vingt-quatre heures, parce que, forcément, pendant le repas, le pansement protecteur est ébranlé et perd son contact avec la paroi. A plus forte raison encore ne doit-on pas appliquer de pansement à l'arsenic chez des personnes qu'on ne peut revoir dans les vingt-quatre heures ou qui vont se mettre en voyage. Lorsque vous recevrez des clients pris soudain d'odontalgie, sur le point de partir, faites-leur un pansement calmant par le nettoyage minutieux de la cavité et l'application d'un coton phéniqué recouvert de benjoin, mais gardez-vous d'employer l'arsenic.

Un mot encore sur une dernière complication qui

n'est heureusement pas très fréquente, la coloration rosée de la dent. Ce phénomène, qui a également été observé dans certains cas de pendaison, de submersion, de choléra, reconnaît pour cause pathogénique la destruction des globules sanguins et l'infiltration de l'hématine dans les canalicules de l'ivoire. On l'observe lorsque la mortification de la pulpe s'est produite dans une dent fermée, sans ouverture de la chambre pulpaire ou avec une ouverture insuffisante. Il ne sera donc pas difficile de l'éviter en ouvrant largement le pertuis de pénétration, et en faisant, dans les vingt-quatre heures, la toilette de la cavité pour la débarrasser de tous les débris désorganisés. Nous ne croyons pas devoir vous recommander une pratique qui consiste à faire, sur un autre point de la couronne, une contre-ouverture pour l'écoulement des liquides.

L'emploi de l'acide arsénieux ne constitue pas à lui seul tout le traitement de la pulpe. Cet organe se trouvant simplement mortifié, il convient de l'enlever à l'aide de moyens appropriés sur lesquels je n'ai pas à insister ici.

Les auteurs conseillent de faire cette ablation aussi complète que possible, de poursuivre jusqu'au sommet des racines les filets pulpaires. Nous ne partageons point cet avis au sujet des débris radiculaires ; les manœuvres, même exécutées sans accident, sans fracture de tire-nerf, nous ont toujours paru favoriser la complication que l'on cherche à éviter, la périostitte. Voici la conduite que nous tenons avec succès depuis une dizaine d'années. Après avoir enlevé à la rugine, à la fraise, les débris pulpaires, nous faisons un lavage antiseptique minutieux, nous séchons la cavité, avec du coton, avec de l'éther, et nous bouchons les racines avec un coton imbibé de la solution suivante :

Alcool...................... 20 grammes.
Sublimé..................... 1   —

Par-dessus est installée l'obturation non compressive. Grâce à l'antisepsie, ainsi bien réalisée, et à l'absence de compression, nous ne voyons pas de complications. Les débris, les parties de pulpe que nous avons sciemment emprisonnés finissent par se momifier.

En résumé, messieurs, vous voyez que je n'ai pas chargé votre mémoire de formules, de noms de médicaments. Avec de l'*acide phénique*, de l'*acide arsénieux*, avec des solutions de *sublimé* et une *teinture résineuse*, convenablement employés, vous pourrez réaliser tous les pansements nécessaires au traitement de la carie dentaire.

TROUSSE DENTAIRE DE POCHE

Nous donnons ici le modèle d'une trousse de poche (fig. 4). Sous un petit volume elle renferme les instruments les plus fréquemment employés, les plus nécessaires à la pratique courante; ils sont pour la plupart construits de façon à présenter sur le même manche deux figures de dimension ou de formes différentes.

Ce sont :

N° 1. — Un miroir.

N° 2. — Une sonde double.

N° 3. — Une pince à griffes.

N°ˢ 4 et 5. — Deux rugines présentant 4 grandeurs graduées.

N° 6. — Un foret.

N°ˢ 7 et 8. — Deux fraises.

N° 9. — Un fouloir double avec spatule.

N° 10. — Une lime droite plate et ronde.

N° 11. — Une lime baïonnette plate à 2 tranchants et 2 faces.

N° 12. — Un écailloir droit d'un côté, courbe de l'autre.

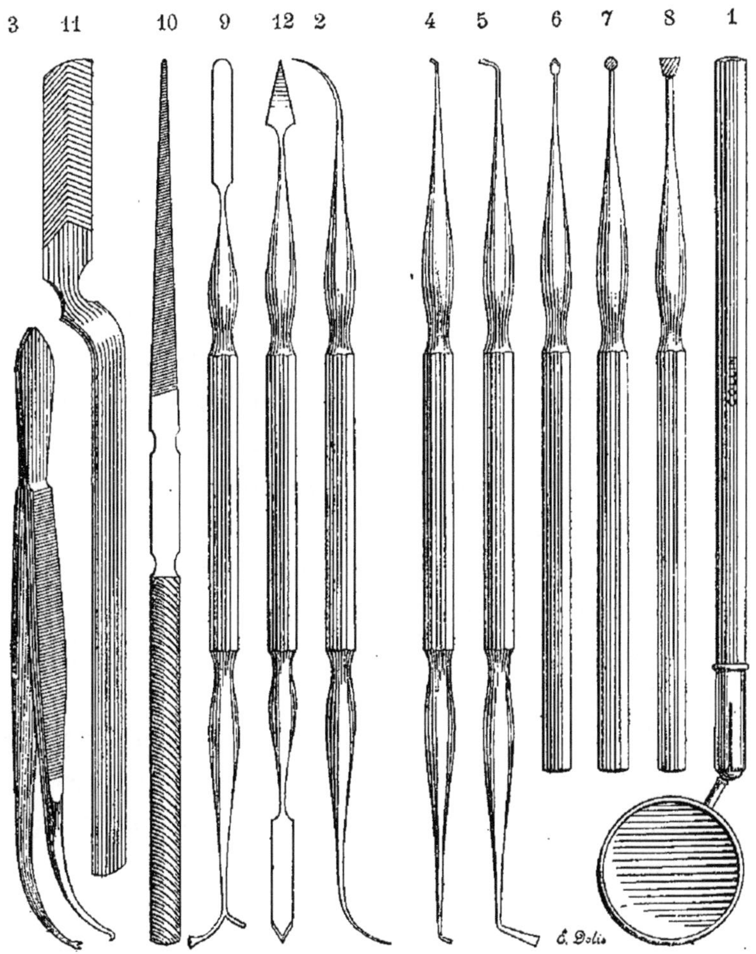

Fig. 4. — Trousse dentaire à l'usage des médecins.
MODÈLE DU D[r] TH. DAVID.

USAGE PARTICULIER DES INSTRUMENTS

On emploie :

Le *miroir* (1) et la *sonde* (2) pour l'examen de la bouche et l'exploration des cavités ;

La *sonde* et la *pince* (3) pour l'application et l'ablation des pansements ;

Les *rugines* (4, 5) pour le nettoyage, le grattage des parois de la carie ; — le n° 5 peut encore servir de couteau pour en réséquer les bords ;

Le *foret* (6) pour pratiquer, agrandir un trou, pour ouvrir la cavité ou les canaux pulpaires ;

Les *fraises* (7, 8) pour le nettoyage, la préparation des cavités ;

Le *fouloir* (9) pour l'application des substances obturatrices et comme cautère ;

La *lime droite* (10) pour réséquer les racines, les dents en général ;

La *lime baïonnette* (11) pour limer les faces interstitielles des dents postérieures ; quelques *limes plates* fines sont adjointes à la trousse pour séparer les dents antérieures ;

L'*écailloir* (12) pour l'abrasion du tartre, l'extrémité droite dans les parties antérieures et convexes de l'arcade, l'extrémité recourbée dans les parties postérieures ou concaves.

FIN

TABLE

Coulommiers. — Imp. P. BRODARD et GALLOIS.

Coulommiers. — Imp. P. Brodard et Gallois.